Diabetes

Kochbuch

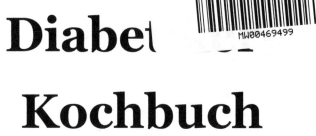

Einfache und schmackhafte Rezepte für jeden Tag, Leckere und charmante Rezepte für Diabetiker, um Diabetes umzukehren und die Gesundheit des gesamten Körpers zu verbessern

INHALTSVERZEICHNIS

Die Informationen auf den folgenden Seiten werden im Großen und Ganzen als wahrheitsgemäße und genaue Darstellung von Tatsachen betrachtet, und als solche liegen alle daraus resultierenden Handlungen ausschließlich in der Verantwortung des Lesers, wenn er die Informationen nicht beachtet, verwendet oder missbraucht. Es gibt keine Szenarien, in denen der Herausgeber oder der ursprüngliche Autor dieses Werkes in irgendeiner Weise für Härten oder Schäden haftbar gemacht werden kann, die ihnen nach der Aufnahme der hier beschriebenen Informationen entstehen könnten.

Darüber hinaus dienen die Angaben auf den folgenden Seiten ausschließlich Informationszwecken und sind daher als allgemeingültig zu betrachten. Sie werden ihrer Natur entsprechend ohne Gewähr für ihre dauerhafte Gültigkeit oder Zwischenqualität präsentiert. Die Erwähnung von Warenzeichen erfolgt ohne schriftliche Zustimmung und kann in keiner Weise als Zustimmung des Warenzeicheninhabers gewertet werden.

Zitrone Lavendel Eistee

Zubereitungszeit: 15Minuten
Kochzeit: 0 Minute
Portionieren: 4
Zutaten:

- 2 Beutel natürlicher, nicht aromatisierter Rooibostee

- 2 oz Zitronenstückchen ohne Schale und Mark, entkernt

- 1 Teelöffel getrocknete Lavendelblüten in ein Tee-Ei gegeben

- 4 Tassen Wasser, bei Raumtemperatur

- 20-40 Tropfen flüssiges Stevia

Wegbeschreibung
Geben Sie die Teebeutel, die Zitronenstücke und das fest verschlossene Tee-Ei mit den Lavendelblüten in eine 1,5-l-Kanne.
2. gießen Sie das Wasser ein.
3. über Nacht in den Kühlschrank stellen.
Entfernen Sie die Teebeutel, Zitronenstücke und das Tee-Ei mit dem Lavendel am nächsten Tag. Drücken Sie die Teebeutel vorsichtig aus, um so viel Flüssigkeit wie möglich zu speichern.
5. flüssiges Stevia nach Geschmack hinzufügen und umrühren, bis es gut vermischt ist.
6. sofort mit Eiswürfeln und Zitronenspalten servieren.
Ernährung:
81 Kalorien
12g Kohlenhydrate
3g Eiweiß

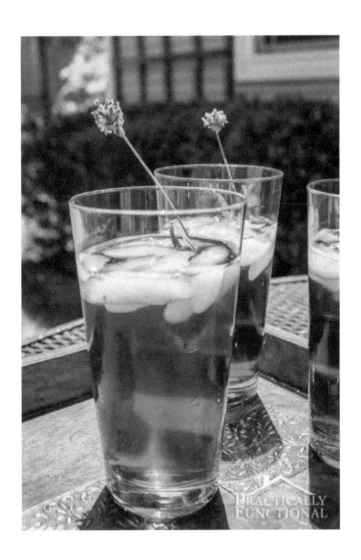

Kirsche Vanille Eistee

Zubereitungszeit: 12 Minuten
Kochzeit: 0 Minute
Portionieren: 4
Zutaten:

- 4 Beutel natürlicher, nicht aromatisierter Rooibostee

- 4 Tassen kochendes Wasser

- 2 Esslöffel frisch gepresster Limettensaft

- 1-2 Esslöffel Kirsch-Aroma

- 30-40 Tropfen (oder nach Geschmack) flüssiges Vanille-Stevia

Wegbeschreibung
Legen Sie die Teebeutel in die Teekanne und gießen Sie das kochende Wasser über die Beutel.
2. stellen Sie den Tee zunächst zum Abkühlen beiseite, dann kühlen Sie den Tee, bis er eiskalt ist.
3. entfernen Sie die Teebeutel. Drücken Sie sie leicht aus.
Fügen Sie den Limettensaft, das Kirscharoma und das Vanille-Stevia hinzu und rühren Sie, bis alles gut vermischt ist.
5. sofort servieren, am besten mit Eiswürfeln und einigen schönen Garnierungen wie Limettenspalten und frischen Kirschen.
Ernährung:
89 Kalorien
14g Kohlenhydrate
2g Eiweiß

Eleganter Heidelbeer-Rosenwasser-Eistee

Zubereitungszeit: 12 Minuten
Kochzeit: 0 Minute
Portionieren: 4
Inhaltsstoff:

- 2 Beutel Kräutertee Heidelbeere

- 4 Tassen kochendes Wasser

- 20 Tropfen flüssiges Stevia

- 1 Esslöffel Rosenwasser

Wegbeschreibung
Legen Sie die Teebeutel in die Teekanne und gießen Sie das kochende Wasser über die Beutel.
2. lassen Sie den Tee zuerst abkühlen, dann kühlen Sie den Tee, bis er eiskalt ist.
3. entfernen Sie die Teebeutel. Drücken Sie sie vorsichtig.
Fügen Sie das flüssige Stevia und das Rosenwasser hinzu und rühren Sie, bis alles gut vermischt ist.
5. sofort servieren, am besten mit Eiswürfeln und einigen schönen Garnierungen, wie frischen Blaubeeren oder natürlichen Rosenblättern
Ernährung:
75 Kalorien
10g Kohlenhydrate
2g Eiweiß

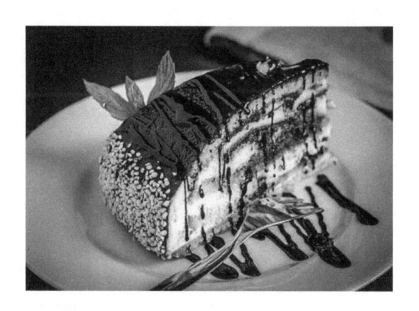

Melba Eistee

Zubereitungszeit: 10 Minuten
Kochzeit: 0 Minute
Portionieren: 4
Zutaten:

- 1 Beutel Himbeerkräutertee

- 1 Beutel Kräuterpfirsich-Tee

- 4 Tassen kochendes Wasser

- 10 Tropfen flüssiges Pfirsich-Stevia

- 20-40 Tropfen (oder nach Geschmack) flüssiges Vanille-Stevia

Wegbeschreibung
1. gießen Sie das kochende Wasser über die Teebeutel.
2. lassen Sie den Tee auf Zimmertemperatur abkühlen, dann kühlen Sie den Tee, bis er eiskalt ist.
3. entfernen Sie die Teebeutel. Drücken Sie leicht.
Fügen Sie das Pfirsich-Stevia hinzu und rühren Sie, bis es gut vermischt ist.
Fügen Sie Vanille-Stevia nach Geschmack hinzu und rühren Sie, bis alles gut vermischt ist.
6. sofort servieren, am besten mit Eiswürfeln und einigen schönen Garnierungen, wie Vanilleschote, frischen Himbeeren oder Pfirsichscheiben.
Ernährung:
81 Kalorien
14g Kohlenhydrate
4g Eiweiß

Fröhlicher Himbeer-Kirsch-Eistee

Zubereitungszeit: 11 Minuten
Kochzeit: 0 Minute
Portionieren: 4
Zutaten:

- 2 Beutel Himbeerkräutertee

- 4 Tassen kochendes Wasser

- 1 Teelöffel Stevia-gesüßte Getränkemischung mit Kirschgeschmack

- 1 Teelöffel frisch gepresster Limettensaft

- 10-20 Tropfen (oder nach Geschmack) flüssiges Stevia

Wegbeschreibung
Legen Sie die Teebeutel in die Teekanne und füllen Sie kochendes Wasser über die Beutel.
Lassen Sie den Tee zunächst auf Zimmertemperatur abkühlen, dann kühlen Sie ihn eiskalt ab.
3. entsorgen Sie die Teebeutel. Drücken Sie sie aus.
Fügen Sie die Getränkemischung mit Kirschgeschmack und den Limettensaft hinzu und rühren Sie, bis die Getränkemischung aufgelöst ist.
5. flüssiges Stevia nach Geschmack hinzufügen und umrühren, bis es gut vermischt ist.
Sofort servieren, am besten mit Eiswürfeln oder zerstoßenem Eis und einigen schönen Garnierungen, wie frischen Himbeeren und Kirschen.
Ernährung:
82 Kalorien
11g Kohlenhydrate
4g Eiweiß

Eistee mit Vanillekuss und Pfirsich

Zubereitungszeit: 13 Minuten
Kochzeit: 0 Minute
Portionieren: 4
Zutaten:

- 2 Beutel Kräuterpfirsich-Tee

- 4 Tassen kochendes Wasser

- 1 Teelöffel Vanilleextrakt

- 1 Teelöffel frisch gepresster Zitronensaft

- 30-40 Tropfen (oder nach Geschmack) flüssiges Stevia

Wegbeschreibung
Weichen Sie die Teebeutel mit kochendem Wasser ein.
Lassen Sie den Tee auf Zimmertemperatur abkühlen und stellen Sie ihn dann in den Kühlschrank, bis er eiskalt ist.
3. entfernen und pressen Sie die Teebeutel.
Fügen Sie den Vanilleextrakt und den Zitronensaft hinzu und rühren Sie, bis alles gut vermischt ist.
5. flüssiges Stevia nach Geschmack hinzufügen und umrühren, bis es gut vermischt ist.
Sofort servieren, am besten mit Eiswürfeln und ein paar schönen Garnierungen, wie Pfirsichspalten.
Ernährung:
88 Kalorien
14g Kohlenhydrate
3g Eiweiß

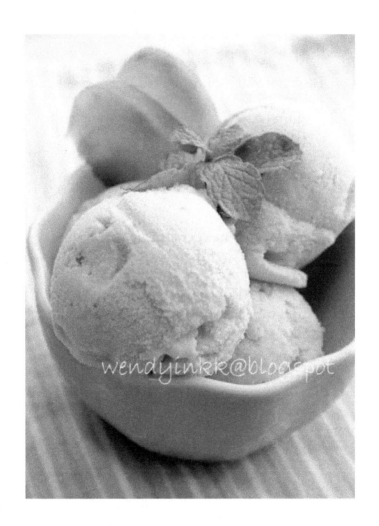

Xtreme Beeren-Eistee

Zubereitungszeit: 10 Minuten
Kochzeit: 0 Minute
Portionieren: 4
Zutaten:

- 2 Beutel Kräutertee Wildbeere

- 4 Tassen = 950 ml kochendes Wasser

- 2 Teelöffel frisch gepresster Limettensaft

- 40 Tropfen flüssiges Stevia mit Beerengeschmack

- 10 Tropfen (oder nach Geschmack) flüssiges Stevia

Wegbeschreibung
Tauchen Sie die Teebeutel in kochendes Wasser ein.
Stellen Sie den Tee zum Abkühlen beiseite und kühlen Sie ihn dann ab, bis er eiskalt ist.
3. ziehen Sie die Teebeutel heraus. Auspressen.
Fügen Sie den Limettensaft und das Beerenstevia hinzu und rühren Sie, bis alles gut vermischt ist.
5. flüssiges Stevia nach Geschmack hinzufügen und umrühren, bis es gut vermischt ist.
6. sofort servieren.
Ernährung:
76 Kalorien
14g Kohlenhydrate
4g Eiweiß

Erfrischender Pfefferminz-Eistee

Zubereitungszeit: 15 Minuten
Kochzeit: 0 Minute
Portionieren: 5
Zutaten:

- 4 Beutel Pfefferminztee

- 4 Tassen = 950 ml kochendes Wasser

- 2 Teelöffel Stevia-gesüßte Getränkemischung mit Limettengeschmack

- 1 Tasse = 240 ml eiskaltes Sprudelwasser

Wegbeschreibung
1. tauchen Sie die Teebeutel in kochendes Wasser.
2. beiseite stellen und abkühlen lassen, bis es eiskalt ist.
3. nehmen Sie die Teebeutel heraus und drücken Sie sie.
Fügen Sie die Getränkemischung mit Limettengeschmack hinzu und rühren Sie, bis sie richtig aufgelöst ist.
Fügen Sie das kohlensäurehaltige Wasser hinzu und rühren Sie sehr vorsichtig um.
6. sofort servieren, am besten mit Eiswürfeln, Minzblättern und Limettenspalten.
Ernährung:
78 Kalorien
17g Kohlenhydrate
4g Eiweiß

Zitronengras-Minze-Eistee

Zubereitungszeit: 12 Minuten
Kochzeit: 0 Minute
Portionieren: 4
Zutaten:

- 1 Stängel Zitronengras, gehackt in 1-Zoll

- 1/2 Tasse gehackte, lose verpackte Minzzweige

- 4 Tassen kochendes Wasser

Wegbeschreibung
Geben Sie das Zitronengras und die Minze in eine Teekanne und gießen Sie das kochende Wasser darüber.
2. zuerst auf Zimmertemperatur abkühlen lassen, dann in den Kühlschrank stellen, bis der Tee eiskalt ist.
3. filtern Sie das Zitronengras und die Minze heraus.
Fügen Sie flüssiges Vanille-Stevia hinzu, wenn Sie etwas Süße bevorzugen, und rühren Sie, bis alles gut vermischt ist.
5. sofort servieren, am besten mit Eiswürfeln und einigen schönen Garnierungen, wie Minzzweigen und Zitronengrasstängeln.
Ernährung:
89 Kalorien
17g Kohlenhydrate
5g Eiweiß

Gewürztee

Zubereitungszeit: 8 Minuten
Kochzeit: 0 Minute
Portionieren: 4
Zutaten:

- 2 Beutel Bengalischer Gewürztee

- 2 Teelöffel frisch gepresster Zitronensaft

- 1 Päckchen kohlenhydratfreies Vanille-Stevia

- 1 Päckchen kohlenhydratfreies Stevia

- 4 Tassen kochendes Wasser

Wegbeschreibung
Geben Sie die Teebeutel, den Zitronensaft und die beiden
Stevia in die Teekanne.
Gießen Sie das kochende Wasser ein.
3. beiseite stellen, um auf Raumtemperatur abzukühlen, dann
in den Kühlschrank stellen.
4. ziehen Sie die Teebeutel ab und drücken Sie sie aus.
5. vorsichtig umrühren.
Sofort servieren, am besten mit Eiswürfeln oder Crushed Ice
und einigen Zitronenspalten oder -scheiben.
Ernährung:
91 Kalorien
16g Kohlenhydrate
1g Eiweiß

Infundierte Pumpkin Spice Latte

Zubereitungszeit: 11 Minuten
Kochzeit: 0 Minute
Portion: 2
Zutaten:

- 2 Tassen Mandelmilch

- ¼ Tasse Kokosnusscreme

- 2 Teelöffel Cannabis-Kokosnussöl

- ¼ Tasse reiner Kürbis, aus der Dose

- ½ Teelöffel Vanilleextrakt

- 1 ½ Teelöffel Kürbisgewürz

- ½ Tasse Kokosnuss Schlagsahne

- 1 Prise Salz

Richtung:
Geben Sie alle Zutaten, außer der Kokosnuss-Schlagsahne, in einen Topf bei mittlerer Hitze.
2. gut verquirlen und köcheln lassen, aber nicht kochen!
3. ca. 5 Minuten köcheln lassen.
4. in Tassen gießen und servieren.
Ernährung:
94 Kalorien
17g Kohlenhydrate
3g Eiweiß

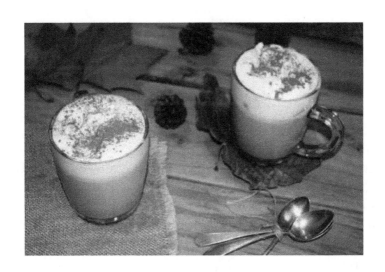

Infundierter Kurkuma-Ingwer-Tee

Zubereitungszeit: 9 Minuten
Kochzeit: 0 Minute
Portion: 1
Zutaten:

- 1 Tasse Wasser

- ½ Tasse Kokosnussmilch

- 1 Teelöffel Cannabisöl

- ½ Teelöffel gemahlener Kurkuma

- ¼ Tasse frische Ingwerwurzel, in Scheiben geschnitten

- 1 Prise Stevia oder Ahornsirup, je nach Geschmack

Richtung:
Kombinieren Sie alle Zutaten in einem kleinen Kochtopf bei mittlerer Hitze.
Erhitzen Sie, bis es köchelt, und drehen Sie die Hitze herunter.
3. nach 2 Minuten die Pfanne vom Herd nehmen
4. abkühlen lassen, Mischung in Tasse oder Becher abseihen.
Ernährung:
98 Kalorien
14g Kohlenhydrate
2g Eiweiß

Infundierter Londoner Nebel

Zubereitungszeit: 17 Minuten
Kochzeit: 0 Minute
Portion: 2
Zutaten:

- 1 Tasse heißes Wasser

- 1 Earl Grey Teebeutel

- 1 Teelöffel Cannabis-Kokosnussöl

- ¼ Tasse Mandelmilch

- ¼ Teelöffel Vanilleextrakt

- 1 Prise Stevia oder Zucker, nach Geschmack

Richtung:
Füllen Sie eine halbe Tasse mit kochendem Wasser.
Fügen Sie einen Teebeutel hinzu; wenn Sie Ihren Tee stark bevorzugen, fügen Sie zwei hinzu.
Fügen Sie das Cannabisöl hinzu und rühren Sie gut um.
Füllen Sie Ihren Becher mit Mandelmilch und rühren Sie den Vanilleextrakt unter.
5. verwenden Sie Stevia oder Zucker, um Ihren Earl Grey nach Geschmack zu süßen.
Ernährung:
76 Kalorien
14g Kohlenhydrate
2g Eiweiß

Infundierter Cranberry-Apfel-Snug

Zubereitungszeit: 10 Minuten
Kochzeit: 0 Minute
Portion: 1
Zutaten:

- ½ Tasse frischer Cranberry-Saft

- ½ Tasse frischer Apfelsaft, trüb

- ½ Stange Zimt

- 2 ganze Nelken

- ¼ Zitrone, in Scheiben geschnitten

- 1 Prise Stevia oder Zucker, je nach Geschmack

- Preiselbeeren zum Garnieren (optional)

Richtung:
Kombinieren Sie alle Zutaten in einem kleinen Kochtopf bei mittlerer Hitze.
Erhitzen Sie, bis es köchelt, und drehen Sie die Hitze herunter.
3. abkühlen lassen, die Mischung in einen Becher abseihen.
4. mit Zimtstange und Cranberries in einem Becher servieren.
Ernährung:
88 Kalorien
15g Kohlenhydrate
3g Eiweiß

Magen-Sauger

Zubereitungszeit: 5 Minuten
Kochzeit: 3 Minuten
Portionen: 1
Zutaten:

- Agavendicksaft, 1 Esslöffel

- Ingwer-Tee, 0,5 c

- Dr. Sebi's Magenentlastungs-Kräutertee

- Burro-Banane, 1

Wegbeschreibung:

1. Bereiten Sie den Kräutertee nach der **Anleitung** auf der Packung zu. Stellen Sie ihn zum Abkühlen beiseite.

2. Sobald der Tee abgekühlt ist, geben Sie ihn zusammen mit allen anderen **Zutaten** in einen Mixer. Schalten Sie den Mixer ein und lassen Sie ihn laufen, bis er cremig ist.

Ernährung:
Kalorien 25
Zucker 3g
Eiweiß 0,3g
Fett 0,5

Sarsaparilla-Sirup

Zubereitungszeit: 15 Minuten
Kochzeit: 4 Stunden
Portionen: 4
Zutaten:
Dattelzucker, 1 c
Sassafraswurzel, 1 Esslöffel

Sarsaparillawurzel, 1 c

Wasser, 2 c

Wegbeschreibung:

1. Geben Sie zunächst alle **Zutaten** in ein Einmachglas. Schrauben Sie den Deckel fest auf und schütteln Sie alles zusammen. Erhitzen Sie ein Wasserbad auf 160 Grad. Stellen Sie das Einmachglas in das Wasserbad und lassen Sie es etwa zwei bis vier Stunden lang ziehen.

2. Wenn die Ziehzeit fast abgelaufen ist, richten Sie ein Eisbad ein. Geben Sie halb und halb Wasser und Eis in eine Schüssel. Nehmen Sie das Einmachglas vorsichtig aus dem Wasserbad und stellen Sie es in das Eisbad. Lassen Sie es für 15 bis 20 Minuten im Eisbad stehen.

3. Gießen Sie den Aufguss ab und füllen Sie ihn in ein anderes sauberes Glas.

Ernährung:
Kalorien 37
Zucker 2g
Eiweiß 0,4g
Fett 0,3

Löwenzahn "Kaffee"

Zubereitungszeit: 15 Minuten
Kochzeit: 10 Minuten
Portionen: 4
Zutaten:

- Brennnesselblatt, eine Prise

- Geröstete Löwenzahnwurzel, 1 Esslöffel

- Wasser, 24 oz.

Wegbeschreibung:

1. Zu Beginn werden wir die Löwenzahnwurzel rösten, um ihre Aromen hervorzubringen. Wenn Sie möchten, können Sie rohe Löwenzahnwurzel verwenden, aber geröstete Wurzel bringt einen erdigen und komplexen Geschmack hervor, der perfekt für kühle Morgen ist.

2. Geben Sie einfach die Löwenzahnwurzel in eine vorgewärmte gusseiserne Pfanne. Lassen Sie die Stücke bei mittlerer Hitze rösten, bis sie anfangen, sich dunkel zu färben und Sie ihr reiches Aroma riechen können. Achten Sie darauf, dass sie nicht anbrennen, da dies den Geschmack des Tees ruinieren würde.

3. Während die Wurzel röstet, lassen Sie das Wasser in einem Topf schnell und vollständig aufkochen. Sobald Ihr Löwenzahn geröstet ist, geben Sie ihn zusammen mit dem Brennnesselblatt in das kochende Wasser. Lassen Sie dies zehn Minuten lang ziehen.

4. Abseihen. Sie können Ihren Tee mit etwas Agave aromatisieren, wenn Sie möchten. Genießen Sie.

Ernährung:
Kalorien 43
Zucker 1g
Eiweiß 0,2g
Fett 0,3

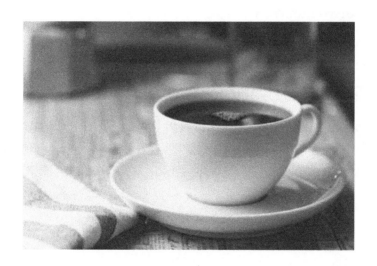

Kamille Köstlichkeit

Zubereitungszeit: 5 Minuten
Kochzeit: 10 Minuten
Portionen: 3
Zutaten:

- Dattelzucker, 1 Esslöffel

- Walnussmilch, 0,5 c

- Dr. Sebi's Nerve/Stress Relief Kräutertee, .25 c

- Burro-Banane, 1

Wegbeschreibung:

1. Bereiten Sie den Tee nach der **Packungsanweisung** zu. Beiseite stellen und abkühlen lassen.

2. Sobald der Tee abgekühlt ist, geben Sie ihn zusammen mit den oben genannten **Zutaten** in einen Mixer und verarbeiten ihn, bis er cremig und glatt ist.

Ernährung:
Kalorien 21
Zucker 0,8g
Eiweiß 1,0g
Fett 0,2g

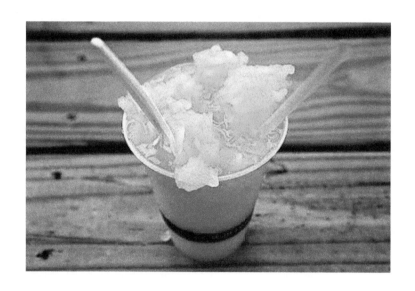

Schleimreinigungstee

Zubereitungszeit: 10 Minuten
Kochzeit: 5 Minuten
Portionen: 2
Inhaltsstoffe

- Blaues Eisenkraut

- Blasenwickel

- Irisches Seemoos

Wegbeschreibung:

1. Geben Sie das Meermoos in Ihren Mixer. Dies wäre am besten als Gel. Achten Sie nur darauf, dass es völlig trocken ist.

2. Geben Sie gleiche Teile des Blasenwickels in den Mixer. Auch hier wäre es am besten als Gel. Achten Sie nur darauf, dass es völlig trocken ist. Um die besten Ergebnisse zu erzielen, müssen Sie diese mit der Hand zerkleinern.

3. Geben Sie gleiche Teile des blauen Eisenkrauts in den Mixer. Sie können die Wurzeln verwenden, um Ihre Eisenaufnahme und die **ernährungsphysiologischen** Heilwerte zu erhöhen.

4. Verarbeiten Sie die Kräuter, bis sie ein Pulver bilden. Dies kann bis zu drei Minuten dauern.

5. Geben Sie das Pulver in einen Nicht-Metall-Topf und stellen Sie ihn auf den Herd. Füllen Sie den Topf halb voll mit Wasser. Stellen Sie sicher, dass die Kräuter vollständig in das Wasser eingetaucht sind. Schalten Sie

---

die Hitze ein und lassen Sie die Flüssigkeit kochen. Lassen Sie sie nicht länger als fünf Minuten kochen.

6. Seien Sie vorsichtig und seihen Sie die Kräuter ab. Sie können diese für die spätere Verwendung in anderen Rezepten aufbewahren.

7. Sie können etwas Agavennektar, Dattelzucker oder Limettensaft für zusätzlichen Geschmack hinzufügen.

Ernährung:
Kalorien 36
Zucker 6g
Eiweiß 0,7g
Fett 0,3g

Immun-Tee

Zubereitungszeit: 10 Minuten
Kochzeit: 20 Minuten
Portionen: 1
Zutaten:

- Echinacea, 1 Teil

- Astragalus, 1 Teil

- Hagebutte, 1 Teil

- Kamille, 1 Teil

- Holunderblüten, 1 Teil

- Holunderbeeren, 1 Teil

Wegbeschreibung:

1. Mischen Sie die Kräuter zusammen und geben Sie sie in einen luftdichten Behälter.

2. Wenn Sie bereit sind, eine Tasse Tee zu machen, geben Sie einen Teelöffel in ein Tee-Ei oder einen Beutel, und legen Sie es in acht Unzen kochendes Wasser. Lassen Sie dies für 20 Minuten sitzen.

Ernährung:
Kalorien 39
Zucker 1g
Eiweiß 2g
Fett 0,6g

Ingwer-Kurkuma-Tee

Zubereitungszeit: 5 Minuten

Kochzeit: 15 Minuten
Portionen: 2
Zutaten:

- Saft einer Schlüssellimette

- Kurkuma Finger, ein paar Scheiben

- Ingwerwurzel, ein paar Scheiben

- Wasser, 3 c

Wegbeschreibung:

1. Gießen Sie das Wasser in einen Topf und lassen Sie es kochen. Vom Herd nehmen und die Kurkuma und den Ingwer hineingeben. Gut umrühren. Setzen Sie den Deckel auf den Topf und lassen Sie ihn 15 Minuten ziehen.

2. Während Sie darauf warten, dass Ihr Tee zu Ende zieht, entsaften Sie eine Limette und verteilen Sie sie auf zwei Tassen.

3. Sobald der Tee fertig ist, entfernen Sie die Kurkuma und den Ingwer und gießen den Tee in Tassen und genießen ihn. Wenn Sie Ihren Tee etwas süßer haben möchten, fügen Sie etwas Agavensirup oder Dattelzucker hinzu.

Ernährung:
Kalorien 27
Zucker 5g
Eiweiß 3g
Fett 1,0g

Beruhigungstee

Zubereitungszeit: 5 Minuten
Kochzeit: 10 Minuten
Portionen: 2
Zutaten:

- Rosenblütenblätter, 2 Teile

- Zitronengras, 2 Teile

- Kamille, 4 Teile

Wegbeschreibung:

1. Geben Sie alle Kräuter in ein Glasgefäß und schütteln Sie sie gut, um sie zu mischen.

2. Wenn Sie bereit sind, eine Tasse Tee zuzubereiten, geben Sie einen Teelöffel der Mischung für jede Portion in ein Teesieb, eine Kugel oder einen Beutel. Bedecken Sie es mit kochendem Wasser und lassen Sie es zehn Minuten lang stehen.

3. Wenn Sie ein wenig Süße in Ihrem Tee mögen, können Sie etwas Agavendicksaft oder Dattelzucker hinzufügen.

Ernährung:
Kalorien 35
Zucker 3,4g
Eiweiß 2,3g
Fett 1,5g

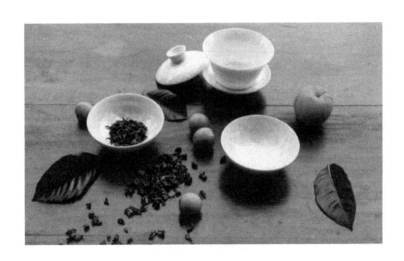

Energetisierender Zitronentee

Zubereitungszeit: 5 Minuten
Kochzeit: 15 Minuten
Portionen: 3
Zutaten:

- Zitronengras, 0,5 Teel. getrocknetes Kraut

- Zitronenthymian, 0,5 Teel. getrocknetes Kraut

- Zitronenverbene, 1 Teel. getrocknetes Kraut

Wegbeschreibung:

1. Geben Sie die getrockneten Kräuter in ein Teesieb, einen Beutel oder eine Kugel und legen Sie sie in eine Tasse gekochtes Wasser. Lassen Sie dies 15 Minuten ziehen. Gießen Sie den Tee vorsichtig ab. Sie können bei Bedarf Agavendicksaft oder Dattelzucker hinzufügen.

Ernährung:
Kalorien 40
Zucker 6g
Eiweiß 2,2g
Fett 0,3

Tee zur Unterstützung der Atmung

Zubereitungszeit: 5 Minuten
Kochzeit: 18 Minuten
Portionen: 4
Zutaten:

- Hagebutte, 2 Teile

- Zitronenmelisse, 1 Teil

- Huflattichblätter, 1 Teil

- Königskerze, 1 Teil

- Osha-Wurzel, 1 Teil

- Eibischwurzel, 1 Teil

Wegbeschreibung:

1. Geben Sie drei Tassen Wasser in einen Topf. Geben Sie die Osha-Wurzel und die Eibischwurzel in den Topf. Lassen Sie es aufkochen. Lassen Sie dies für zehn Minuten köcheln

2. Geben Sie nun die restlichen **Zutaten** in den Topf und lassen Sie diesen weitere acht Minuten ziehen. Abseihen.

3. Trinken Sie vier Tassen dieses Tees pro Tag.

4. Es ist fast wieder die Zeit des Jahres, in der jeder unter der gefürchteten Erkältung leidet. Dann verwandelt sich die Erkältung in einen bösen, anhaltenden Husten. Diese **Zutaten zur** Hand zu haben, wird Ihnen helfen, der diesjährigen Erkältungssaison zuvorzukommen. Wenn Sie Ihre Zutaten kaufen, müssen sie in Gläsern

---

aufbewahrt werden. Die Wurzeln und Blätter müssen
in separate Gläser gegeben werden. Sie können diesen
Tee jederzeit trinken, aber es ist großartig für, wenn Sie
einige zusätzliche Unterstützung der Atemwege
benötigen.

Ernährung:
Kalorien 35
Zucker 3,4g
Eiweiß 2,3g
Fett 1,5g

Thymian und Zitronentee

Zubereitungszeit: 5 Minuten
Kochzeit: 10 Minuten
Portionen: 2
Zutaten:

- Limettensaft, 2 Teel.

- Frische Thymianzweige, 2

Wegbeschreibung:

1. Geben Sie den Thymian in ein Einmachglas. Bringen Sie so viel Wasser zum Kochen, dass die Thymianzweige bedeckt sind. Decken Sie das Glas mit einem Deckel ab und lassen Sie es zehn Minuten lang stehen. Fügen Sie den Limettensaft hinzu. Gießen Sie ihn vorsichtig in einen Becher und fügen Sie nach Wunsch etwas Agavennektar hinzu.

Ernährung:
Kalorien 22
Zucker 1,4g
Eiweiß 5,3g
Fett 0,6g

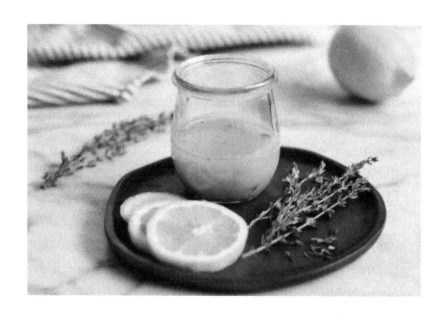

Halsentzündungstee

Zubereitungszeit: 8 Minuten
Kochzeit: 15 Minuten
Portionen: 4
Zutaten:

- Salbeiblätter, 8 bis 10 Blätter

Wegbeschreibung:

1. Geben Sie die Salbeiblätter in ein Einmachglas und fügen Sie abgekochtes Wasser hinzu, bis die Blätter bedeckt sind. Gießen Sie den Deckel auf das Einmachglas und lassen Sie es 15 Minuten lang stehen.

2. Sie können diesen Tee als Gurgelwasser verwenden, um einen wunden oder kratzenden Hals zu lindern. Normalerweise lässt der Schmerz nach, noch bevor Sie die erste Tasse ausgetrunken haben. Dies kann auch bei Entzündungen des Rachens, der Mandeln und des Mundes verwendet werden, da die Schleimhäute durch das Salbeiöl beruhigt werden. Eine normale Dosis liegt bei drei bis vier Tassen pro Tag. Jedes Mal, wenn Sie einen Schluck nehmen, rollen Sie ihn im Mund herum, bevor Sie ihn herunterschlucken.

Ernährung:
Kalorien 26
Zucker 2,0g
Eiweiß 7,6g
Fett 3.2g

Herbst Tonic Tee

Zubereitungszeit: 10 Minuten
Kochzeit: 15 Minuten
Portionen: 2
Zutaten:

- Getrocknete Ingwerwurzel, 1 Teil

- Hagebutte, 1 Teil

- Rotklee, 2 Teile

- Löwenzahnwurzel und -blatt, 2 Teile

- Königskerze Blatt, 2 Teile

- Zitronenmelisse, 3 Teile

- Brennnesselblatt, 4 Teile

Wegbeschreibung:

1. Geben Sie alle oben genannten **Zutaten** in eine Schüssel. Rühren Sie alles zusammen, um es gut zu vermischen. Geben Sie alles in ein Glasgefäß mit Deckel und bewahren Sie es an einem trockenen, kühlen Ort auf.

2. Wenn Sie eine Tasse Tee möchten, geben Sie vier Tassen Wasser in einen Topf. Lassen Sie es zum Kochen kommen. Geben Sie die gewünschte Menge der Teemischung in ein Teesieb, eine Kugel oder einen Beutel und bedecken Sie sie mit kochendem Wasser. Lassen Sie den Tee 15 Minuten ziehen. Gießen Sie die Kräuter ab und trinken Sie ihn entweder kalt oder heiß.

Wenn Sie Ihren Tee süß mögen, fügen Sie etwas Agavensirup oder Dattelzucker hinzu.

Ernährung:
Kalorien 43
Zucker 3,8g
Eiweiß 6,5g
Fett 3,9g

Nebennieren und Stress Gesundheit

Zubereitungszeit: 12 Minuten
Kochzeit: 20 Minuten
Portionen: 2
Zutaten:
Blasenwickel, .5 c

Tulsi heiliges Basilikum, 1 c

Shatavari-Wurzel, 1 c

Ashwagandha-Wurzel, 1 c

Wegbeschreibung:

1. Geben Sie diese **Zutaten** in eine Schüssel. Rühren Sie gut um, um sie zu kombinieren.

2. Geben Sie die Mischung in ein Glasgefäß mit Deckel und lagern Sie sie an einem trockenen, kühlen Ort.

3. Wenn Sie eine Tasse Tee möchten, geben Sie zwei Esslöffel der Teemischung in einen mittelgroßen Topf. Gießen Sie zwei Tassen Wasser hinzu. Lassen Sie es zum Kochen kommen. Drehen Sie die Hitze herunter. Lassen Sie den Tee 20 Minuten köcheln. Gut abseihen. Wenn Sie Ihren Tee lieber süß mögen, können Sie etwas Agavensirup oder Dattelzucker hinzufügen.

Ernährung:
Kalorien 43
Zucker 2,2g
Eiweiß 4,1g
Fett 2,3g

Lavendel Tee

Zubereitungszeit: 5 Minuten
Kochzeit: 15 Minuten
Portionen: 2
Zutaten:

- Agavendicksaft, nach Geschmack

- Getrocknete Lavendelblüten, 2 Esslöffel

- Frische Zitronenmelisse, Handvoll

- Wasser, 3 c

Wegbeschreibung:

1. Gießen Sie das Wasser in einen Topf und lassen Sie es aufkochen.

2. Gießen Sie den Lavendel und die Zitronenmelisse darüber. Bedecken Sie das Ganze und lassen Sie es fünf Minuten lang stehen.

3. Gut abseihen. Wenn Sie Ihren Tee lieber süß mögen, fügen Sie etwas Agavendicksaft hinzu.

Ernährung:
Kalorien 59
Zucker 6,8g
Eiweiß 3,3g
Fett 1,6g

Andere Diabetiker-Rezepte

Chili-Hähnchenflügel

Zubereitungszeit: 10 Minuten
Kochzeit: 1 Stunde 10 Minuten
Portionen: 4
Zutaten:

- 2 Pfund Hähnchenflügel
- 1/8 Teelöffel Paprika
- 1/2 Tasse Kokosnussmehl
- 1/4 Teelöffel Knoblauchpulver
- 1/4 Teelöffel Chilipulver

Wegbeschreibung:

1. Heizen Sie den Ofen auf 400 F/ 200 C vor.
2. Geben Sie alle Zutaten außer den Hähnchenflügeln in eine Rührschüssel und mischen Sie sie gut.
3. Hähnchenflügel in die Schüsselmischung geben, gut beschichten und auf ein Backblech legen.
4. Im vorgeheizten Backofen 55-60 Minuten backen.
5. Servieren und genießen.

Ernährung:
Kalorien 440 Fett 17,1 g, Kohlenhydrate 1,3 g, Zucker 0,2 g, Eiweiß 65,9 g, Cholesterin 202 mg

Hähnchenflügel mit Knoblauch

Zubereitungszeit: 10 Minuten
Zubereitungszeit: 55 Minuten
Portionen: 6
Zutaten:

- 12 Hähnchenflügel

- 2 Knoblauchzehe, gehackt

- 3 Esslöffel Ghee

- 1/2 Teelöffel Kurkuma

- 2 Teelöffel Kreuzkümmelsamen

Wegbeschreibung:

1. Heizen Sie den Ofen auf 425 F/ 215 C vor.
2. Mischen Sie in einer großen Schüssel 1 Teelöffel Kreuzkümmel, 1 Esslöffel Ghee, Kurkuma, Pfeffer und Salz.
3. Hähnchenflügel in die Schüssel geben und gut durchschwenken.
4. Hähnchenflügel auf einem Backblech verteilen und im vorgeheizten Ofen 30 Minuten backen.
5. Hähnchenflügel auf die andere Seite drehen und weitere 8 Minuten backen.
6. Erhitzen Sie in der Zwischenzeit das restliche Ghee in einer Pfanne bei mittlerer Hitze.
7. Knoblauch und Kreuzkümmel in die Pfanne geben und eine Minute lang kochen.
8. Nehmen Sie die Pfanne vom Herd und stellen Sie sie beiseite.

9. Hähnchenflügel aus dem Ofen nehmen und mit Ghee-Mischung beträufeln/

10. Backen Sie die Hähnchenflügel weitere 5 Minuten.

11. Servieren und genießen.

Ernährung:
Kalorien 378 Fett 27,9 g, Kohlenhydrate 11,4 g, Zucker 0 g, Eiweiß 19,7 g, Cholesterin 94 mg

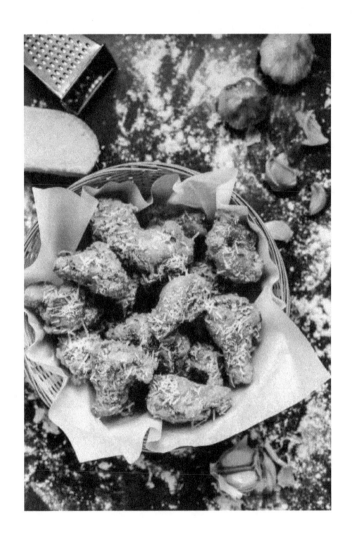

Spinat-Käse-Kuchen

Zubereitungszeit: 10 Minuten
Kochzeit: 40 Minuten
Portionen: 8
Zutaten:

- 6 Eier, leicht verquirlt
- 2 Schachteln gefrorener Spinat, gehackt
- 2 Tassen Cheddar-Käse, geraspelt
- 15 oz. Hüttenkäse
- 1 Teelöffel Salz

Wegbeschreibung:

1. Heizen Sie den Ofen auf 190 °C vor.
2. Besprühen Sie eine 8*8-Zoll-Backform mit Kochspray und stellen Sie sie beiseite.
3. Vermengen Sie in einer Rührschüssel Spinat, Eier, Cheddar-Käse, Hüttenkäse, Pfeffer und Salz.
4. Spinatmischung in die vorbereitete Auflaufform gießen und im vorgeheizten Ofen 10 Minuten backen.
5. Servieren und genießen.

Ernährung:
Kalorien 229 Fett 14 g, Kohlenhydrate 5,4 g, Zucker 0,9 g, Eiweiß 21 g, Cholesterin 157 mg

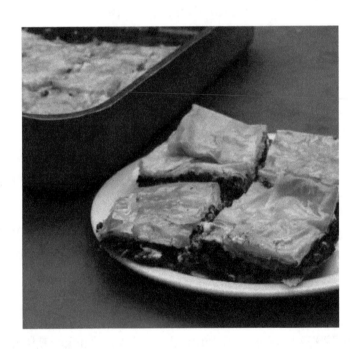

Leckeres Harissa-Huhn

Zubereitungszeit: 10 Minuten
Kochzeit: 4 Stunden 10 Minuten
Portionen: 4
Zutaten:

- 1 Pfund Hühnerbrüste, ohne Haut und ohne Knochen
- 1/2 Teelöffel gemahlener Kreuzkümmel
- 1 Tasse Harissa-Sauce
- 1/4 Teelöffel Knoblauchpulver
- 1/2 Teelöffel koscheres Salz

Wegbeschreibung:

1. Hähnchen mit Knoblauchpulver, Kreuzkümmel und Salz würzen.
2. Legen Sie das Huhn in den Slow Cooker.
3. Gießen Sie die Harissa-Sauce über das Huhn.
4. Decken Sie den Schongarer mit einem Deckel ab und kochen Sie ihn auf niedriger Stufe für 4 Stunden.
5. Nehmen Sie das Hähnchen aus dem Slow Cooker und zerkleinern Sie es mit einer Gabel.
6. Geben Sie das zerkleinerte Hühnerfleisch zurück in den langsamen Kocher und rühren Sie gut um.
7. Servieren und genießen.

Ernährung:
Kalorien 232 Fett 9,7 g, Kohlenhydrate 1,3 g, Zucker 0,1 g, Eiweiß 32,9 g, Cholesterin 101 mg

Gebratene Balsamico-Pilze

Zubereitungszeit: 10 Minuten
Kochzeit: 50 Minuten
Portionen: 4
Zutaten:

- 8 oz. Champignons, in Scheiben geschnitten
- 1/2 Teelöffel Thymian
- 2 Esslöffel Balsamico-Essig
- 2 Esslöffel natives Olivenöl extra
- 2 Zwiebeln, in Scheiben geschnitten

Wegbeschreibung:

1. Heizen Sie den Ofen auf 190 °C vor.
2. Backblech mit Alufolie auslegen und mit Kochspray besprühen und beiseite stellen.
3. Geben Sie alle Zutaten in eine Rührschüssel und mischen Sie sie gut.
4. Verteilen Sie die Pilzmischung auf ein vorbereitetes Backblech.
5. Im vorgeheizten Ofen 45 Minuten braten.
6. Mit Pfeffer und Salz würzen.
7. Servieren und genießen.

Ernährung:
Kalorien 96 Fett 7,2 g, Kohlenhydrate 7,2 g, Zucker 3,3 g, Eiweiß 2,4 g, Cholesterin 0 mg

Gebratene Kreuzkümmel-Möhren

Zubereitungszeit: 10 Minuten
Kochzeit: 45 Minuten
Portionen: 4
Zutaten:

- 8 Möhren, geschält und in 1/2 Zoll dicke Scheiben geschnitten
- 1 Teelöffel Kreuzkümmelsamen
- 1 Esslöffel Olivenöl
- 1/2 Teelöffel koscheres Salz

Wegbeschreibung:

1. Heizen Sie den Ofen auf 400 F/ 200 C vor.
2. Backblech mit Pergamentpapier auslegen.
3. Möhren, Kreuzkümmel, Olivenöl und Salz in eine große Schüssel geben und gut durchschwenken, um sie zu beschichten.
4. Möhren auf einem vorbereiteten Backblech verteilen und im vorgeheizten Ofen 20 Minuten rösten.
5. Möhren auf die andere Seite drehen und weitere 20 Minuten braten.
6. Servieren und genießen.

Ernährung:
Kalorien 82 Fett 3,6 g, Kohlenhydrate 12,2 g, Zucker 6 g, Eiweiß 1,1 g, Cholesterin 0 mg

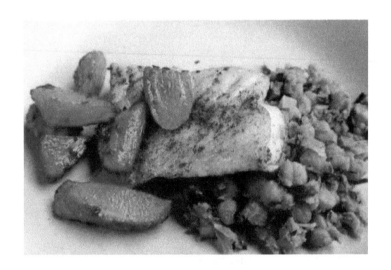

Lecker & zart Rosenkohl

Zubereitungszeit: 10 Minuten
Zubereitungszeit: 35 Minuten
Portionen: 4
Zutaten:

- 1 lb. Rosenkohl, getrimmt und halbiert
- ¼ Tasse Balsamico-Essig
- 1 Zwiebel, in Scheiben geschnitten
- 1 Esslöffel Olivenöl

Wegbeschreibung:

1. Wasser in einen Kochtopf geben und zum Kochen bringen.
2. Rosenkohl hinzufügen und bei mittlerer Hitze 20 Minuten kochen. Gut abtropfen lassen.
3. Erhitzen Sie Öl in einer Pfanne bei mittlerer Hitze.
4. Zwiebel hinzufügen und kochen, bis sie weich wird. Sprossen und Essig hinzufügen und gut umrühren und 1-2 Minuten kochen.
5. Servieren und genießen.

Ernährung:
Kalorien 93 Fett 3,9 g, Kohlenhydrate 13 g, Zucker 3,7 g, Eiweiß 4,2 g, Cholesterin 0 mg

Gebratenes Gemüse

Zubereitungszeit: 10 Minuten
Kochzeit: 15 Minuten
Portionen: 4
Zutaten:

- 1/2 Tasse Champignons, in Scheiben geschnitten
- 1 Zucchini, gewürfelt
- 1 Kürbis, gewürfelt
- 2 1/2 Teelöffel Südwestgewürz
- 3 Esslöffel Olivenöl

Wegbeschreibung:

1. Verquirlen Sie in einer mittelgroßen Schüssel Südwestgewürz, Pfeffer, Olivenöl und Salz.
2. Geben Sie das Gemüse in eine Schüssel und mischen Sie es gut, um es zu beschichten.
3. Erhitzen Sie die Pfanne bei mittlerer bis hoher Hitze.
4. Gemüse in die Pfanne geben und 5-7 Minuten anbraten.
5. Servieren und genießen.

Ernährung:
Kalorien 107 Fett 10,7 g, Kohlenhydrate 3,6 g, Zucker 1,5 g, Eiweiß 1,2 g, Cholesterin 0 mg

Grüne Senfbohnen

Zubereitungszeit: 10 Minuten
Kochzeit: 20 Minuten
Portionen: 4
Zutaten:

- 1 lb. grüne Bohnen, gewaschen und geputzt
- 1 Teelöffel Vollkorn-Senf
- 1 Esslöffel Olivenöl
- 2 Esslöffel Apfelessig
- 1/4 Tasse Zwiebel, gehackt

Wegbeschreibung:

1. Dämpfen Sie grüne Bohnen in der Mikrowelle, bis sie weich sind.
2. In der Zwischenzeit in einer Pfanne das Olivenöl bei mittlerer Hitze erhitzen.
3. Die Zwiebel in einer Pfanne anbraten, bis sie weich ist.
4. Geben Sie Wasser, Apfelessig und Senf in die Pfanne und rühren Sie gut um.
5. Grüne Bohnen zugeben, umrühren und durchwärmen.
6. Grüne Bohnen mit Pfeffer und Salz würzen.
7. Servieren und genießen.

Ernährung:
Kalorien 71 Fett 3,7 g, Kohlenhydrate 8,9 g, Zucker 1,9 g, Eiweiß 2,1 g, Cholesterin 0 mg

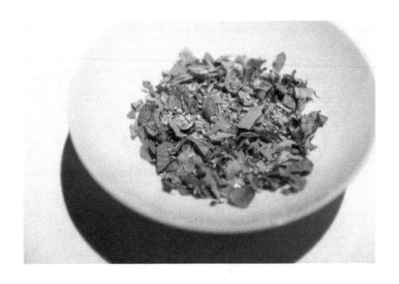

Zucchini-Pommes

Zubereitungszeit: 10 Minuten
Kochzeit: 40 Minuten
Portionen: 4
Zutaten:

- 1 Ei
- 2 mittelgroße Zucchini, in Pommesform geschnitten
- 1 Teelöffel italienische Kräuter
- 1 Teelöffel Knoblauchpulver
- 1 Tasse Parmesankäse, gerieben

Wegbeschreibung:

1. Heizen Sie den Ofen auf 425 F/ 218 C vor.
2. Sprühen Sie ein Backblech mit Kochspray ein und stellen Sie es beiseite.
3. Geben Sie das Ei in eine kleine Schüssel und verquirlen Sie es leicht.
4. Mischen Sie in einer separaten Schüssel die Gewürze und den Parmesankäse.
5. Zucchini-Pommes in Ei tauchen, dann mit der Parmesan-Käse-Mischung bestreichen und auf ein Backblech legen.
6. Im vorgeheizten Ofen 25-30 Minuten backen. Nach der Hälfte der Zeit wenden.
7. Servieren und genießen.

Ernährung:
Kalorien 184 Fett 10,3 g, Kohlenhydrate 3,9 g, Zucker 2 g, Eiweiß 14,7 g, Cholesterin 71 mg

Brokkoli-Nuggets

Zubereitungszeit: 10 Minuten
Kochzeit: 25 Minuten
Portionen: 4
Zutaten:

- 2 Tassen Brokkoli-Röschen
- 1/4 Tasse Mandelmehl
- 2 Eiweiß
- 1 Tasse Cheddar-Käse, geraspelt
- 1/8 Teelöffel Salz

Wegbeschreibung:

1. Heizen Sie den Ofen auf 180 Grad vor.
2. Sprühen Sie ein Backblech mit Kochspray ein und stellen Sie es beiseite.
3. Mit dem Kartoffelstampfer die Brokkoliröschen in kleine Stücke brechen.
4. Geben Sie die restlichen Zutaten zum Brokkoli und mischen Sie sie gut.
5. 20 Kugeln auf das Backblech fallen lassen und leicht in eine Nuggetform drücken.
6. Im vorgeheizten Ofen 20 Minuten backen.
7. Servieren und genießen.

Ernährung:
Kalorien 148 Fett 10,4 g, Kohlenhydrate 3,9 g, Zucker 1,1 g, Eiweiß 10,5 g, Cholesterin 30 mg

Zucchini-Blumenkohl-Krapfen

Zubereitungszeit: 10 Minuten
Kochzeit: 15 Minuten
Portionen: 4
Zutaten:

- 2 mittelgroße Zucchini, geraspelt und ausgepresst
- 3 Tassen Blumenkohlröschen
- 1 Esslöffel Kokosnussöl
- 1/4 Tasse Kokosnussmehl
- 1/2 Teelöffel Meersalz

Wegbeschreibung:

1. Dämpfen Sie die Blumenkohlröschen 5 Minuten lang.
2. Geben Sie den Blumenkohl in die Küchenmaschine und verarbeiten Sie ihn, bis er wie Reis aussieht.
3. Geben Sie alle Zutaten außer dem Kokosöl in die große Schüssel und mischen Sie sie, bis sie sich gut verbinden.
4. Formen Sie aus der Mischung kleine runde Pastetchen und stellen Sie sie beiseite.
5. Erhitzen Sie Kokosnussöl in einer Pfanne bei mittlerer Hitze.
6. Legen Sie die Patties in eine Pfanne und braten Sie sie 3-4 Minuten auf jeder Seite.
7. Servieren und genießen.

Ernährung:
Kalorien 68 Fett 3,8 g, Kohlenhydrate 7,8 g, Zucker 3,6 g, Eiweiß 2,8 g, Cholesterin 0 mg

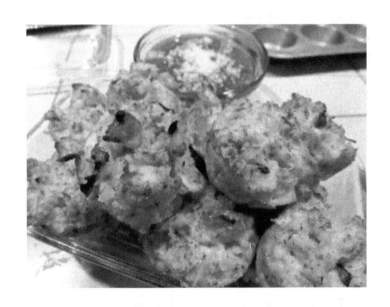

Gebratene Kichererbsen

Zubereitungszeit: 10 Minuten
Kochzeit: 30 Minuten
Portionen: 4
Zutaten:

- 15 oz. Dose Kichererbsen, abgetropft, gespült und trocken getupft
- 1/2 Teelöffel Paprika
- 1 Esslöffel Olivenöl
- 1/2 Teelöffel Pfeffer
- 1/2 Teelöffel Salz

Wegbeschreibung:

1. Heizen Sie den Ofen auf 450 F/ 232 C vor.
2. Sprühen Sie ein Backblech mit Kochspray ein und stellen Sie es beiseite.
3. Schwenken Sie die Kichererbsen in einer großen Schüssel mit Olivenöl, Paprika, Pfeffer und Salz.
4. Kichererbsen auf einem vorbereiteten Backblech verteilen und im vorgeheizten Ofen 25 Minuten rösten. Alle 10 Minuten umrühren.
5. Servieren und genießen.

Ernährung:
Kalorien 158 Fett 4,8 g, Kohlenhydrate 24,4 g, Zucker 0 g, Eiweiß 5,3 g, Cholesterin 0 mg

Erdnussbutter-Mousse

Zubereitungszeit: 10 Minuten
Kochzeit: 10 Minuten
Portionen: 2
Zutaten:

- 1 Esslöffel Erdnussbutter
- 1 Teelöffel Vanilleextrakt
- 1 Teelöffel Stevia
- 1/2 Tasse Schlagsahne

Wegbeschreibung:

1. Geben Sie alle Zutaten in die Schüssel und schlagen Sie, bis sich eine weiche Spitze bildet.
2. In die Servierschalen löffeln und genießen.

Ernährung:
Kalorien 157 Fett 15,1 g, Kohlenhydrate 5,2 g, Zucker 3,6 g, Eiweiß 2,6 g, Cholesterin 41 mg

Kaffee-Mousse

Zubereitungszeit: 10 Minuten
Kochzeit: 20 Minuten
Portionen: 8
Zutaten:

- 4 Esslöffel gebrühter Kaffee

- 16 oz. Frischkäse, erweicht

- 1/2 Tasse ungesüßte Mandelmilch

- 1 Becher Schlagsahne

- 2 Teelöffel flüssiges Stevia

Wegbeschreibung:

1. Geben Sie Kaffee und Frischkäse in einen Mixer und pürieren Sie sie, bis sie glatt sind.

2. Fügen Sie Stevia und Milch hinzu und mixen Sie erneut, bis alles glatt ist.

3. Sahne hinzufügen und pürieren, bis sie eindickt.

4. In die Serviergläser gießen und in den Kühlschrank stellen.

5. Gekühlt servieren und genießen.

Ernährung:
Kalorien 244 Fett 24,6 g, Kohlenhydrate 2,1 g, Zucker 0,1 g, Eiweiß 4,7 g, Cholesterin 79 mg

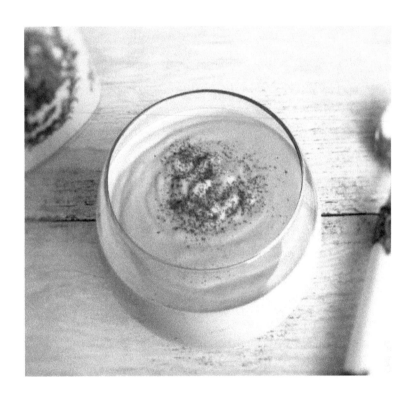

Schüssel mit Wildreis und schwarzen Linsen

Zubereitungszeit: 10 Minuten
Kochzeit: 50 Minuten
Portionen: 4
Zutaten:

- Wildreis

- 2 Tassen Wildreis, ungekocht

- 4 Tassen Quellwasser

- ½ Teelöffel Salz

- 2 Lorbeerblätter

- Schwarze Linsen

- 2 Tassen schwarze Linsen, gekocht

- 1 ¾ Tassen Kokosnussmilch, ungesüßt

- 2 Tassen Gemüsebrühe

- 1 Teelöffel getrockneter Thymian

- 1 Teelöffel getrocknetes Paprikapulver

- ½ mittlere violette Zwiebel; geschält, in Scheiben geschnitten

- 1 Esslöffel gehackter Knoblauch

- 2 Teelöffel kreolisches Gewürz

- 1 Esslöffel Kokosnussöl

- Kochbananen

- 3 große Kochbananen, in ¼-Zoll-dicke Stücke geschnitten

- 3 Esslöffel Kokosnussöl

- Rosenkohl

- 10 große Rosenkohlsprossen, geviertelt

- 2 Esslöffel Quellwasser

- 1 Teelöffel Meersalz

- ½ Teelöffel gemahlener schwarzer Pfeffer

Wegbeschreibung:

1. Bereiten Sie den Reis zu: Nehmen Sie einen mittelgroßen Topf, stellen Sie ihn auf mittlere bis hohe Hitze, gießen Sie Wasser hinein, und geben Sie Lorbeerblätter und Salz hinzu.

2. Bringen Sie das Wasser zum Kochen, schalten Sie dann die Hitze auf mittlere Stufe, geben Sie den Reis hinzu und kochen Sie ihn 30-45 Minuten oder länger, bis er weich ist.

3. Wenn der Reis fertig ist, die Lorbeerblätter aus dem Reis entfernen, das Wasser abgießen, vom Herd nehmen und mit einer Gabel auflockern. Beiseite stellen, bis er gebraucht wird.

4. Während der Reis kocht, bereiten Sie die Linsen zu: Nehmen Sie einen großen Topf, stellen Sie ihn auf mittlere bis hohe Hitze und wenn er heiß ist, fügen Sie

die Zwiebel hinzu und kochen Sie sie 5 Minuten oder bis sie glasig sind.

5. Knoblauch in die Zwiebel rühren, 2 Minuten kochen, bis er duftet und goldgelb ist, dann die restlichen **Zutaten** für die Linsen hinzufügen und umrühren.

6. Bringen Sie die Linsen zum Kochen, schalten Sie dann die Hitze auf mittlere Stufe und köcheln Sie die Linsen 20 Minuten lang, bis sie weich sind, und decken Sie den Topf mit einem Deckel ab.

7. Wenn sie fertig sind, nehmen Sie den Topf vom Herd und stellen Sie ihn bis zur Verwendung beiseite.

8. Während Reis und Linsen köcheln, bereiten Sie die Kochbananen vor: Schneiden Sie sie in ¼-Zoll-dicke Stücke.

9. Nehmen Sie eine große Bratpfanne, stellen Sie sie auf mittlere Hitze, geben Sie Kokosöl hinein und wenn es schmilzt, geben Sie die Hälfte der Wegerichstücke hinein und braten Sie sie 7-10 Minuten pro Seite oder länger, bis sie goldbraun sind.

10. Wenn sie gar sind, die gebräunten Kochbananen auf einen mit Papiertüchern ausgelegten Teller geben und mit den restlichen Kochbananenstücken wiederholen; bis zum Gebrauch beiseite stellen.

11. Bereiten Sie den Rosenkohl zu: Braten Sie die Pfanne bei mittlerer Hitze, geben Sie bei Bedarf mehr Öl hinzu und fügen Sie dann den Rosenkohl hinzu.

12. Schwenken Sie die Sprossen, bis sie mit Öl bedeckt sind, und lassen Sie sie dann 3-4 Minuten pro Seite braten, bis sie braun sind.

13. Beträufeln Sie den Rosenkohl mit Wasser, decken Sie die Pfanne mit dem Deckel ab und kochen Sie ihn 3-5 Minuten lang, bis er gedämpft ist.

14. Würzen Sie den Rosenkohl mit Salz und schwarzem Pfeffer, schwenken Sie ihn, bis er vermischt ist, und geben Sie ihn auf einen Teller.

15. Stellen Sie die Schüssel zusammen: Verteilen Sie den Reis gleichmäßig auf vier Schüsseln und geben Sie dann die Linsen, die Kochbananenstücke und die Sprossen darüber.

16. Sofort servieren.

Ernährung:
Kalorien: 333
Kohlenhydrate: 49,2 Gramm
Fett: 10,7 Gramm
Eiweiß: 6,2 Gramm

Basisches Spaghetti-Kürbis-Rezept

Zubereitungszeit: 10 Minuten
Kochzeit: 30 Minuten
Portionen: 4

Zutaten:

- 1 Spaghettikürbis

- Traubenkernöl

- Meersalz

- Cayenne-Pulver (wahlweise)

- Zwiebelpulver (wahlweise)

Wegbeschreibung:

1. Heizen Sie Ihren Ofen auf 375°f vor

2. Schneiden Sie die Enden des Kürbisses vorsichtig ab und halbieren Sie ihn.

3. Schöpfen Sie die Samen in eine Schüssel aus.

4. Bestreichen Sie den Kürbis mit Öl.

5. Würzen Sie den Kürbis und drehen Sie ihn um, damit auch die andere Seite gebacken wird. Wenn er richtig gebacken ist, ist die Außenseite des Kürbisses zart.

6. Lassen Sie den Kürbis abkühlen, und schaben Sie dann das Innere mit einer Gabel in eine Schüssel.

7. Nach Geschmack würzen.

8. Richten Sie Ihren basischen Spaghettikürbis!

Ernährung:

Kalorien: 672

Kohlenhydrate: 65 Gramm

Fett: 47 Gramm

Eiweiß: 12 Gramm

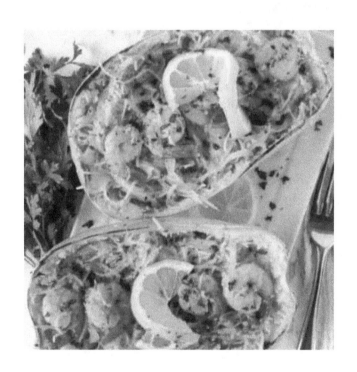

Molkereifreie Obstkuchen

Zubereitungszeit: 15 Minuten
Kochzeit: 15 Minuten
Portionen: 2
Zutaten:
1 Tasse Kokosnuss-Schlagsahne
½ Einfache Mürbeteigkruste (milchfreie Option)
Frische Minze Zweige
½ Tasse gemischte frische Beeren
Wegbeschreibung:
Fetten Sie zwei 4-Zoll-Pfannen mit abnehmbaren Böden ein.
Gießen Sie die Mürbeteigmischung in die Formen und
drücken Sie sie fest an die Ränder und den Boden jeder Form.
15 Minuten lang in den Kühlschrank stellen.
Lösen Sie die Kruste vorsichtig, um sie aus der Pfanne zu
nehmen.
Verteilen Sie die Schlagsahne zwischen den Torten und
streichen Sie sie gleichmäßig an den Rand. Für 1-2 Stunden in
den Kühlschrank stellen, damit sie fest wird.
Verwenden Sie die Beeren und den Minzzweig zum
Garnieren jeder Torte
Ernährung:
Fett: 28.9g
Kohlenhydrate: 8.3g
Eiweiß: 5,8g
Kalorien: 306

Spaghetti Squash mit Erdnuss-Sauce

Zubereitungszeit: 15 Minuten
Kochzeit: 15 Minuten
Portionen: 4

Zutaten:

- 1 Tasse gekochte geschälte Edamame; gefroren, aufgetaut

- 3 Pfund Spaghettikürbis

- ½ Tasse rote Paprika, in Scheiben geschnitten

- ¼ Tasse Frühlingszwiebeln, in Scheiben geschnitten

- 1 mittelgroße Karotte, geraspelt

- 1 Teelöffel gehackter Knoblauch

- ½ Teelöffel zerstoßener roter Pfeffer

- 1 Esslöffel Reisessig

- ¼ Tasse Kokosnuss-Aminos

- 1 Esslöffel Ahornsirup

- ½ Tasse Erdnussbutter

- ¼ Tasse ungesalzene geröstete Erdnüsse, gehackt

- ¼ Tasse und 2 Esslöffel Quellwasser, geteilt

- ¼ Tasse frischer Koriander, gehackt

- 4 Limettenspalten

Wegbeschreibung:

---

1. Bereiten Sie den Kürbis vor: Schneiden Sie jeden Kürbis der Länge nach in zwei Hälften und entfernen Sie dann die Kerne.

2. Nehmen Sie eine mikrowellengeeignete Schale, legen Sie die Kürbishälften mit der Schnittfläche nach oben hinein, beträufeln Sie sie mit 2 Esslöffeln Wasser und stellen Sie sie dann bei hoher Hitzeeinstellung für 10-15 Minuten in die Mikrowelle, bis sie weich sind.

3. Lassen Sie den Kürbis 15 Minuten lang abkühlen, bis er sich handhaben lässt. Schaben Sie das Fruchtfleisch mit einer Gabel der Länge nach zu Nudeln und lassen Sie die Nudeln dann 10 Minuten abkühlen.

4. Während der Kürbis in der Mikrowelle gart, bereiten Sie die Soße vor: Nehmen Sie eine mittelgroße Schüssel, geben Sie die Butter zusammen mit dem roten Pfeffer und dem Knoblauch hinein, gießen Sie Essig, Kokosnuss-Aminos, Ahornsirup und Wasser dazu und verquirlen Sie alles zu einer glatten Masse.

5. Wenn die Kürbisnudeln abgekühlt sind, verteilen Sie sie gleichmäßig auf vier Schüsseln, legen Frühlingszwiebeln, Karotten, Paprika und Edamame-Bohnen darüber und beträufeln sie mit der vorbereiteten Sauce.

6. Streuen Sie Koriander und Erdnüsse darüber und servieren Sie jede Schüssel mit einer Limettenspalte.

Ernährung:
Kalorien: 419

Kohlenhydrate: 32,8 Gramm
Fett: 24 Gramm
Eiweiß: 17,6 Gramm

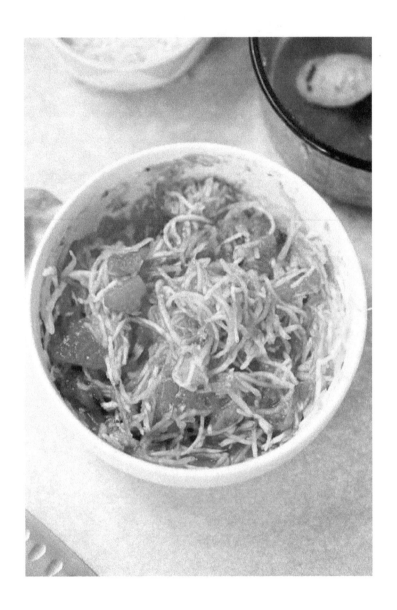

Blumenkohl Alfredo Pasta

Zubereitungszeit: 10 Minuten
Kochzeit: 30 Minuten
Portionen: 4
Zutaten:

- Alfredo-Sauce

- 4 Tassen Blumenkohlröschen, frisch

- 1 Esslöffel gehackter Knoblauch

- ¼ Tasse Nährhefe

- ½ Teelöffel Knoblauchpulver

- ¾ Teelöffel Meersalz

- ½ Teelöffel Zwiebelpulver

- ½ Teelöffel gemahlener schwarzer Pfeffer

- ½ Esslöffel Olivenöl

- 1 Esslöffel Zitronensaft, und mehr nach Bedarf zum Servieren

- ½ Tasse Mandelmilch, ungesüßt

- Nudeln

- 1 Esslöffel gehackte Petersilie

- 1 Zitrone, entsaftet

- ½ Teelöffel Meersalz

- ¼ Teelöffel gemahlener schwarzer Pfeffer

- 12 Unzen Dinkelnudeln; gekocht, erwärmt

Wegbeschreibung:

1. Nehmen Sie einen großen Topf, der zur Hälfte mit Wasser gefüllt ist, stellen Sie ihn auf mittlere bis hohe Hitze und bringen Sie ihn dann zum Kochen.

2. Blumenkohlröschen zugeben, 10-15 Minuten weich kochen, gut abtropfen lassen, dann Röschen wieder in den Topf geben.

3. Nehmen Sie eine mittelgroße Pfanne, stellen Sie sie auf niedrige Hitze, fügen Sie Öl hinzu und wenn es heiß ist, fügen Sie den Knoblauch hinzu und braten Sie ihn 4-5 Minuten lang, bis er duftet und goldbraun ist.

4. Geben Sie den Knoblauch in eine Küchenmaschine, fügen Sie die restlichen **Zutaten** für die Sauce hinzu, zusammen mit den Blumenkohlröschen, und pulsieren Sie dann 2-3 Minuten lang, bis alles glatt ist.

5. Kippen Sie die Sauce in den Topf, rühren Sie sie gut um, stellen Sie sie auf mittlere bis niedrige Hitze und kochen Sie sie dann 5 Minuten lang heiß.

6. Geben Sie die Nudeln in den Topf, schwenken Sie sie gut, bis sie bedeckt sind, schmecken Sie ab, um die Gewürze anzupassen, und kochen Sie dann 2 Minuten lang, bis die Nudeln heiß sind.

7. Nudeln und Sauce auf vier Teller verteilen, mit Salz und schwarzem Pfeffer würzen, mit Zitronensaft beträufeln und dann mit gehackter Petersilie bestreuen.

---

8.   Sofort servieren.

Ernährung:
Kalorien: 360
Kohlenhydrate: 59 Gramm
Fett: 9 Gramm
Eiweiß: 13 Gramm

Schlabberpullover

Zubereitungszeit: 8 Minuten
Kochzeit: 12 Minuten
Portionen: 4
Zutaten:

- 2 Tassen Kamut- oder Dinkelweizen, gekocht

- ½ Tasse weiße Zwiebel, gewürfelt

- 1 Römertomate, gewürfelt

- 1 Tasse Kichererbsen, gekocht

- ½ Tasse grüne Paprikaschoten, gewürfelt

- 1 Teelöffel Meersalz

- 1/8 Teelöffel Cayennepfeffer

- 1 Teelöffel Zwiebelpulver

- 1 Esslöffel Traubenkernöl

- 1 ½ Tassen Barbecue-Sauce, alkalisch

Wegbeschreibung:

1. Schließen Sie eine leistungsstarke Küchenmaschine an, fügen Sie Kichererbsen und Dinkel hinzu, decken Sie den Deckel ab und pulsieren Sie 15 Sekunden lang.

2. Nehmen Sie eine große Bratpfanne, stellen Sie sie auf mittlere bis hohe Hitze, geben Sie Öl hinein und wenn es heiß ist, fügen Sie Zwiebel und Paprika hinzu, würzen Sie mit Salz, Cayennepfeffer und

Zwiebelpulver und rühren Sie dann, bis alles gut vermischt ist.

3. Kochen Sie das Gemüse 3-5 Minuten lang, bis es weich ist. Tomaten zugeben, die pürierte Mischung hinzufügen, Barbecue-Sauce eingießen und dann rühren, bis alles gut vermischt ist.

4. 5 Minuten köcheln lassen, dann die Pfanne vom Herd nehmen und Sloppy Joe mit basischem Fladenbrot servieren.

Ernährung:
Kalorien: 333
Kohlenhydrate: 65 Gramm
Fett: 5 Gramm
Eiweiß: 14 Gramm

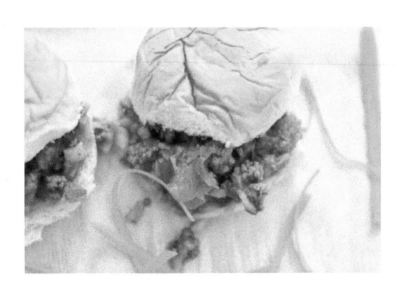

Amaretti

Zubereitungszeit: 15 Minuten
Kochzeit: 22 Minuten
Portionen: 2
Zutaten:

- ½ Tasse granulierter Süßstoff auf Erythrit-Basis

- 165 g (2 Tassen) gehackte Mandeln

- ¼ Tasse pulverisierter Süßstoff auf Erythrit-Basis

- 4 große Eiweiß

- Prise Salz

- ½ Teelöffel Mandelextrakt

Wegbeschreibung:
Heizen Sie den Ofen auf 300° F und legen Sie 2 Backbleche mit Pergamentpapier aus. Fetten Sie das Pergamentpapier leicht ein.
Verarbeiten Sie das Süßstoffpulver, das Süßstoffgranulat und die gehobelten Mandeln in einer Küchenmaschine, bis es wie grobe Krümel aussieht.
Schlagen Sie das Eiweiß zusammen mit dem Salz und den Mandelextrakten mit einem elektrischen Mixer in einer großen Schüssel zu weichen Spitzen. Heben Sie die Mandelmischung unter, so dass sie gut vermischt wird.
Geben Sie löffelweise Teig auf das vorbereitete Backblech und lassen Sie einen Abstand von 1 Zoll zwischen ihnen. Drücken Sie eine gehobelte Mandel in die Oberseite jedes Kekses.
Backen Sie sie im Ofen 22 Minuten lang, bis die Seiten braun werden. Sie sehen aus wie Gelee, wenn sie aus dem Ofen genommen werden, aber sie werden fest, wenn sie abkühlen.
Ernährung: Fett: 8.8g
Kohlenhydrate: 4.1g

Eiweiß: 5,3g
Kalorien: 117

Grüner Fruchtsaft

Zubereitungszeit: 10 Minuten
Kochzeit: 0 Minuten
Portionen: 2
Zutaten:

- 3 große Kiwis, geschält und gewürfelt

- 3 große grüne Äpfel, entkernt und in Scheiben geschnitten

- 2 Tassen kernlose grüne Weintrauben

- 2 Teelöffel frischer Limettensaft

Wegbeschreibung:
Geben Sie alle Zutaten in einen Entsafter und entsaften Sie den Saft nach der vom Hersteller angegebenen Methode.
In 2 Gläser gießen und sofort servieren.
Ernährung:
Kalorien 304
Fett gesamt 2,2 g
Gesättigtes Fett 0 g
Eiweiß 6,2 g

Grünkohl-Kichererbsen-Püree

Zubereitungszeit: 15 Minuten

Kochzeit: 12 Minuten

Portionen: 1

Zutaten:

- 1 Schalotte
- 3 Esslöffel Knoblauch
- Ein Bündel Grünkohl
- 1/2 Tasse gekochte Kichererbse
- 2 Esslöffel Kokosnussöl
- Meersalz

Wegbeschreibung:

1. Etwas Knoblauch in Olivenöl hinzufügen
2. Schalotte hacken und mit Öl in einer Antihaft-Pfanne anbraten.
3. Kochen, bis die Schalotte goldbraun wird.
4. Grünkohl und Knoblauch in die Pfanne geben und gut umrühren.
5. Kichererbsen hinzufügen und 6 Minuten lang kochen. Die restlichen **Zutaten** hinzufügen und gut umrühren.
6. Servieren und genießen

Ernährung:

Kalorien: 149

Fett gesamt: 8 Gramm

Gesättigtes Fett: 1 Gramm

Netto-Kohlenhydrate: 13 Gramm

Eiweiß: 4 Gramm

Zucker 6g

Faser 3g

Natrium 226mg

Kalium 205mg

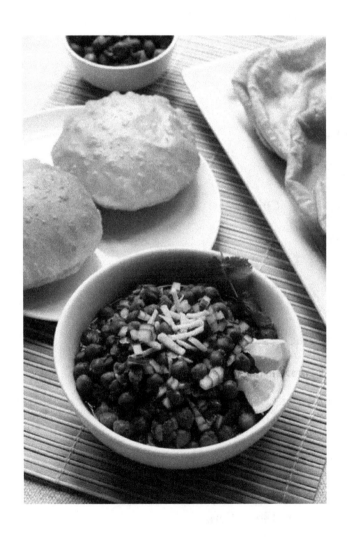

Quinoa und Apfel

Die Kombination aus Quinoa und Apfel ergibt ein leckeres und sättigendes Mittagsgericht, das in der Lunchbox mit zur Arbeit genommen werden kann.

Zubereitungszeit: 15 Minuten

Kochzeit: 12 Minuten

Portionen: 1

Zutaten:

- 1/2 Tasse Quinoa

- 1 Apfel

- 1/2 Zitrone

- Zimt nach Geschmack

Wegbeschreibung:

1. Kochen Sie Quinoa nach der **Packungsanleitung**.

2. Reiben Sie den Apfel und geben Sie ihn zum gekochten Quinoa. Für 30 Sekunden kochen.

3. In einer Schüssel servieren und mit Limette und Zimt bestreuen. Genießen.

Ernährung:

Kalorien 229

Fett gesamt: 3,2 Gramm

Netto-Kohlenhydrate: 32,3 Gramm

Eiweiß: 6,1 Gramm

Zucker: 4,2 Gramm

Ballaststoffe: 3,3 Gramm

Natrium: 35,5 Milligramm

Kalium: 211,8 Milligramm

Warmer Avo und Quinoa Salat

Dies ist ein erstaunliches alkalisches Quinoa-Gericht, das Sie umhauen wird. Es ist ein einfaches Gericht, das in weniger als 20 Minuten fertig sein wird.

Zubereitungszeit: 5 Minuten

Kochzeit: 12 Minuten

Portionen: 4

Zutaten:

- 4 reife Avocados, geviertelt

- 1 Tasse Quinoa

- 0,9 lb. Kichererbsen, abgetropft

- 1 oz flache Blattpetersilie

Wegbeschreibung:

1. Geben Sie Quinoa in einen Topf mit 2 Tassen Wasser. Zum Kochen bringen und 12 Minuten köcheln lassen oder bis das gesamte Wasser verdampft ist. Die Körner sollten glasig und aufgequollen sein.

2. Schwenken Sie die Quinoa mit allen anderen **Zutaten** und würzen Sie sie mit Salz und Pfeffer nach Geschmack.

3. Mit Olivenöl und Zitronenspalten servieren. Genießen Sie.

Ernährung:

Kalorien: 354

Fett gesamt: 16 Gramm

Gesättigtes Fett: 2 Gramm

Netto-Kohlenhydrate: 31 Gramm

Eiweiß: 15 Gramm

Zucker: 6 Gramm

Ballaststoffe: 15 Gramm

Natrium: 226 Milligramm

Kalium: 205 Milligramm

Fazit

Ich hoffe, Sie haben diese Rezepte so sehr genossen wie ich. Das Leben mit Diabetes sollte nicht schwer sein. Es ist nicht das Ende - es ist der Anfang. Mit einem gesunden Ernährungsmanagement können Sie ein Leben frei von den negativen Auswirkungen eines hohen (oder niedrigen) Blutzuckerspiegels führen.

Mit dem Wissen, das ich mit Ihnen geteilt habe, wissen Sie jetzt, warum Sie möglicherweise Diabetiker geworden sind, Sie wissen, was das bedeutet, und jetzt wissen Sie auch, wie Sie damit umgehen können. Sie sind mit Ressourcen, Apps und Rezepten bewaffnet, die Ihnen auf diesem lebenslangen Weg helfen. Essen ist nicht Ihr Feind, es ist Ihr Freund.

Kochen Sie Ihren Weg zu Gesundheit und Vitalität mit diesen Rezepten und Tipps. Gute Dinge sind zum Teilen da, also helfen Sie bitte einem Freund, diese Lebensweise kennenzulernen. Laden Sie sie zum Essen ein, sprechen Sie über Diabetes und lassen Sie uns gemeinsam ein Bewusstsein schaffen, während wir jeden köstlichen Löffel der leicht zubereiteten Diabetiker-Küche genießen.

Die Warnsymptome von Diabetes Typ 1 sind die gleichen wie bei Typ 2, jedoch treten diese Anzeichen und Symptome bei Typ 1 eher langsam über einen Zeitraum von Monaten oder Jahren auf, was es schwieriger macht, sie zu erkennen. Einige dieser Symptome können sogar erst auftreten, wenn die Krankheit bereits fortgeschritten ist.

Jede Erkrankung hat Risikofaktoren, die, wenn sie bei einem Individuum gefunden werden, die Entwicklung der Krankheit begünstigen. Diabetes ist nicht anders. Hier sind einige der Risikofaktoren für die Entwicklung von Diabetes.

Eine familiäre Vorbelastung mit Diabetes

Normalerweise kann ein Familienmitglied, insbesondere ein Verwandter ersten Grades, ein Indikator dafür sein, dass Sie ein Risiko haben, Diabetes zu entwickeln. Ihr Risiko, an Diabetes zu erkranken, beträgt etwa 15 %, wenn ein Elternteil an Diabetes erkrankt ist, während es 75 % beträgt, wenn beide Elternteile an Diabetes erkrankt sind.

Prädiabetes haben

Prädiabetiker zu sein bedeutet, dass Sie höhere als normale Blutzuckerwerte haben. Sie sind jedoch nicht hoch genug, um als Typ-2-Diabetes diagnostiziert zu werden. Prädiabetes ist ein Risikofaktor für die Entwicklung von Typ-2-Diabetes sowie für andere Erkrankungen wie z. B. Herzerkrankungen. Da es keine Symptome oder Anzeichen für Prädiabetes gibt, handelt es sich oft um eine latente Erkrankung, die zufällig bei Routineuntersuchungen des Blutzuckerspiegels oder bei der Abklärung anderer Erkrankungen entdeckt wird.

Fettleibig oder übergewichtig sein

Ihr Stoffwechsel, Ihre Fettspeicher und Ihre Essgewohnheiten, wenn Sie übergewichtig sind oder über dem gesunden Gewichtsbereich liegen, tragen zu abnormalen Stoffwechselwegen bei, die Sie dem Risiko aussetzen, Diabetes Typ 2 zu entwickeln. Es gibt konsistente Forschungsergebnisse über den offensichtlichen Zusammenhang zwischen der Entwicklung von Diabetes und Übergewicht.

Sesshafter Lebensstil

Ein Lebensstil, bei dem Sie größtenteils körperlich inaktiv sind, prädisponiert Sie für eine Vielzahl von Erkrankungen, einschließlich Diabetes Typ 2. Das liegt daran, dass körperliche Inaktivität dazu führt, dass Sie Fettleibigkeit entwickeln oder übergewichtig werden. Außerdem verbrennen Sie keinen überschüssigen Zucker, den Sie zu sich nehmen, was dazu führen kann, dass Sie prädiabetisch und schließlich diabetisch werden.

Gestationsdiabetes haben

Die Entwicklung eines Schwangerschaftsdiabetes, d. h. eines Diabetes, der während der Schwangerschaft aufgetreten ist (und nach der Schwangerschaft oft wieder verschwindet), ist ein Risikofaktor für die Entwicklung von Diabetes zu einem bestimmten Zeitpunkt.

Ethnizität

Zugehörigkeit zu bestimmten ethnischen Gruppen wie dem Nahen Osten, Südasien oder Indien. Statistische Untersuchungen haben ergeben, dass die Prävalenz von Diabetes Typ 2 in diesen ethnischen Gruppen hoch ist. Wenn Sie aus einer dieser Ethnien stammen, besteht für Sie ein Risiko, selbst an Diabetes Typ 2 zu erkranken.

Bluthochdruck haben

Studien haben einen Zusammenhang zwischen Bluthochdruck und einem erhöhten Risiko für die Entwicklung von Diabetes gezeigt. Wenn Sie Bluthochdruck haben, sollten Sie ihn nicht unkontrolliert lassen.

Extreme des Alters

Diabetes kann in jedem Alter auftreten. Wenn Sie jedoch zu jung oder zu alt sind, bedeutet dies, dass Ihr Körper nicht in Bestform ist und dies erhöht das Risiko, an Diabetes zu erkranken.

Das klingt beängstigend. Allerdings tritt Diabetes nur bei Vorhandensein einer Kombination dieser Risikofaktoren auf. Die meisten der Risikofaktoren können durch Maßnahmen minimiert werden. Zum Beispiel, indem Sie einen aktiveren Lebensstil entwickeln, auf Ihre Gewohnheiten achten und versuchen, Ihren Blutzucker zu senken, indem Sie Ihre Zuckeraufnahme einschränken. Wenn Sie merken, dass Sie prädiabetisch sind oder Übergewicht haben, können Sie immer etwas tun, um die Situation zu ändern. Jüngste Studien zeigen, dass die Entwicklung gesunder Essgewohnheiten und die Einhaltung einer kohlenhydratarmen Ernährung, das Abnehmen von Übergewicht und ein aktiver Lebensstil dazu beitragen können, Sie vor der Entwicklung von Diabetes, insbesondere Diabetes Typ 2, zu schützen, indem die Risikofaktoren für die Entwicklung der Erkrankung minimiert werden.

Sie können auch einen oralen Glukosetoleranztest machen, bei dem Sie zuerst einen Nüchternglukosetest machen und dann ein zuckerhaltiges Getränk bekommen und 2 Stunden danach Ihren Blutzucker testen lassen, um zu sehen, wie Ihr Körper auf Glukosemahlzeiten reagiert. Bei gesunden Personen sollte der Blutzucker 2 Stunden nach zuckerhaltigen Mahlzeiten aufgrund der Wirkung von Insulin wieder abfallen.

Ein weiterer indikativer Test ist der HbA1C. Dieser Test spiegelt den Durchschnitt Ihres Blutzuckerspiegels über die letzten 2 bis 3 Monate wider. Es ist auch ein Test, um zu sehen, wie gut Sie Ihren Diabetes managen.

Menschen mit Diabetes Typ 1 benötigen obligatorische Insulinspritzen, um ihren Diabetes zu kontrollieren, weil sie keine andere Möglichkeit haben. Menschen mit Diabetes Typ 2 können ihren Diabetes mit gesunder Ernährung und regelmäßiger körperlicher Aktivität regulieren, obwohl sie möglicherweise einige glukosesenkende Medikamente benötigen, die in Tablettenform oder als Injektion verabreicht werden können.

All das oben Gesagte geht in die Richtung, dass Sie eine stärkehaltige Ernährung wegen ihrer Tendenz, den Blutzuckerspiegel zu erhöhen, vermeiden müssen. Zu viele Kohlenhydrate können zu Insulinempfindlichkeit und Ermüdung der Bauchspeicheldrüse führen; sowie zu Gewichtszunahme mit allen damit verbundenen Risikofaktoren für Herz-Kreislauf-Erkrankungen und Bluthochdruck. Die Lösung besteht darin, den Zuckerkonsum zu senken und damit den Bedarf des Körpers an Insulin zu verringern und die Fettverbrennung im Körper zu erhöhen. Wenn Ihr Körper zu wenig Zucker hat, ist er gezwungen, ein nachfolgendes Molekül zur Energieverbrennung zu verwenden, in diesem Fall wird dies Fett sein. Die Verbrennung von Fett wird dazu führen, dass Sie Gewicht verlieren.

Ich hoffe, Sie haben etwas gelernt!